T0270026

EL ANTIBIÓTICO OLVIDADO

LOTO PERRELLA

EL ANTIBIÓTICO OLVIDADO

La plata coloidal

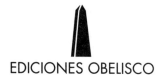

EDICIONES OBELISCO

Si este libro le ha interesado y desea que le mantengamos informado
de nuestras publicaciones, escríbanos indicándonos qué temas son de su interés
(Astrología, Autoayuda, Ciencias Ocultas, Artes Marciales, Naturismo,
Espiritualidad, Tradición…) y gustosamente le complaceremos.

*Los editores no han comprobado la eficacia ni el resultado de las recetas, productos,
fórmulas técnicas, ejercicios o similares contenidos en este libro. Instan a los lectores
a consultar al médico o especialista de la salud ante cualquier duda que surja.
No asumen, por lo tanto, responsabilidad alguna en cuanto a su utilización
ni realizan asesoramiento al respecto.*

Puede consultar nuestro catálogo en www.edicionesobelisco.com

Colección Salud y Vida natural
El antibiótico olvidado
Loto Perrella

1.ª edición: junio de 2022

Maquetación: *Marga Benavides*
Corrección: *M.ª Ángeles Olivera*
Diseño de cubierta: *TsEdi, Teleservicios Editoriales, S. L.*

© 2022, Loto Perrella
(Reservados todos los derechos)
© 2022, Ediciones Obelisco, S. L.
(Reservados los derechos para la presente edición)

Edita: Ediciones Obelisco, S. L.
Collita, 23-25 Pol. Ind. Molí de la Bastida
08191 Rubí - Barcelona - España
Tel. 93 309 85 25
E-mail: info@edicionesobelisco.com

ISBN: 978-84-9111-876-3
Depósito Legal: B-10.305-2022

Impreso en los talleres gráficos de Romanyà/Valls S. A.
Verdaguer, 1 - 08786 Capellades - Barcelona

Printed in Spain

Reservados todos los derechos. Ninguna parte de esta publicación,
incluido el diseño de la cubierta, puede ser reproducida, almacenada,
transmitida o utilizada en manera alguna por ningún medio,
ya sea electrónico, químico, mecánico, óptico, de grabación
o electrográfico, sin el previo consentimiento por escrito del editor.
Diríjase a CEDRO (Centro Español de Derechos Reprográficos, www.cedro.org)
si necesita fotocopiar o escanear algún fragmento de esta obra.

El problema de la medicina moderna es que se centra principalmente en la enfermedad, sin tener en cuenta al paciente, al que se le aplican los tratamientos de manera mecánica y siguiendo el protocolo, con independencia de sus condiciones y necesidades.

INTRODUCCIÓN

Algunos de vosotros, lectores, ya me conoceréis por los otros libros que he escrito o traducido, y, por consiguiente, ya tendréis idea de lo que puede esperarse de un nuevo trabajo mío.

He decidido escribir sobre la plata coloidal, a pesar de que ya existen numerosos libros sobre el tema. Hacía tiempo que venía pensando en ello, pero el estímulo principal y definitivo me vino de dos partes: la primera, haber comprobado que todos mis cursos, recomendaciones y advertencias sobre el tema no habían servido para nada: todavía hay alumnos míos que siguen poniendo la plata en botellas de vidrio transparente o en envases de plástico, que no utilizan un *tester* para graduar la plata, y otras barbaridades. La segunda, comprobar que en Internet (todos sabemos ya que Internet es el *refugium peccatorum omnium*) se dan unas instrucciones para preparar la plata, cuyo resultado puede ser cualquier cosa menos una plata coloidal que sirva para la finalidad que se le atribuye.

Hay otra causa más que me ha empujado a escribir el libro, y que, en realidad, es la principal para que me planteara esta posibilidad hace ya tiempo. Ya sé que exponer esta causa puede acarrearme problemas, ya que con ello me enfrento a los laboratorios farmacéuticos, la llamada *Big Pharma*, pero encuentro vergonzoso que unos laboratorios que disponen de todos los medios y conocimientos para hacer las cosas bien (sí, ya sé, la salud no da dividendos, etc.) las hagan tan mal y, además, engañen a los compradores dándoles gato por liebre. Más adelante, a lo largo del libro, explicaré a qué me refiero.

Así pues, me he decidido. Algunos se alegrarán, pero otros se enfadarán muchísimo porque les estaré fastidiando el negocio, pero es que cuando se hace una cosa hay que hacerla bien, sobre todo si se trata de la salud de la gente, con la cual ni se puede, ni se debe, jugar. Y esto vale para todos.

La plata coloidal es un remedio muy bueno, que sirve para muchos problemas. No tiene contraindicaciones ni efectos secundarios; sirve tanto para recién nacidos como para personas muy mayores; la pueden tomar mujeres embarazadas o lactantes, no tiene mal sabor y es de efecto rápido, pero debe prepararse bien, estar bien almacenada y utilizarse correctamente.

CAPÍTULO I

Un poco de historia

Los hunza

La plata coloidal no es un invento nuevo. Hace siglos que se viene utilizando, de manera directa o indirecta.

Según parece, los habitantes de la región de Hunza, situada en las estribaciones del macizo del Karakorum, a más de 2400 m de altitud, fueron de los primeros en beneficiarse de las propiedades de la plata coloidal, producida de manera natural en los ríos de la región, gracias a lo accidentado de sus cursos y a la presencia de otros minerales y piedras preciosas dentro de los mismos ríos. En ellos se contaba con la presencia de piedras que contenían plata en su composición, y que, al ser arrastradas y golpeadas entre sí por las aguas tumultuosas, desprendían microscópicas partículas de plata que daban como resultado un agua transformada en plata coloidal, que, además de la plata, contenía muchos otros elementos que le transmitían esos minerales y piedras, y esto, unido a una dieta muy sana a base de frutas y verduras, sin consumo de carne de ningún tipo y con el ejercicio físico que comporta vivir en un territorio tan accidentado como el suyo, hizo de los habitantes de la región la población más sana y longeva que se conoce.

Sin embargo, hay autores que no están de acuerdo con este planteamiento, y atribuyen la supuesta longevidad de los hunzakuts (que así se llaman) al hecho de que no llevan un registro escrito de nacimientos y muertes, sino que todo lo hacen a ojo y fiándose de la memoria de los ancianos, con lo cual esa longevidad se vería matizada y reducida según la memoria de la persona que estuviera dando el dato.

Pero aparte de la anécdota del país de hunza, la plata se ha usado desde la antigüedad en muchas otras civilizaciones, ya sea tanto para elaborar objetos de adorno como para hacer utensilios que, a la hora de comer, utilizaban los miembros de la nobleza, por ejemplo, en el antiguo Egipto, en Grecia y en Roma, y, ya en tiempos más recientes, los nobles y los adinerados de la sociedad. Y durante miles de años también se usó en medicina para tratar las infecciones de los ojos y los oídos, para curar el dolor de garganta en forma de gárgaras y para los problemas de la piel. Quizá no sea casual que, en la Edad Media, en los tiempos de la peste y del cólera, la gente de la nobleza enfermara menos que el pueblo llano, y, por supuesto, también hubiera muchos menos muertos entre ella.

Cómo descubrí la plata coloidal

Hace muchos años estaba yo en California, siguiendo los cursos de la Dra. Hulda R. Clark, y cayó en mis manos un libro que me deslumbró. Era *The Wonders of Colloidal Silver*, de D. L. Coburn y P. D. Dignan. Yo, en aquel momento, no conocía la plata coloidal ni sabía qué era un coloide, pero aquel libro me deslumbró. Me lo leí y releí con mucho interés, salí corriendo a comprar un aparato para hacer la plata coloidal, busqué más información, me documenté. La plata coloidal se volvió una obsesión para mí, pensaba en el tema una y otra vez, en las posibilidades que ofrecía, en el cambio que podía significar en la manera de curarse, en la posibilidad de emanciparse de los remedios que nos venían continuamente propuestos y/o impuestos por la medicina oficial, sin tener en cuenta sus efectos negativos, teniéndonos siempre sujetos a una manera de cuidarse que era antinatural y cada vez más artificial, un modo de curarse que no curaba, que disfrazaba la enfermedad, que luego volvía a aparecer bajo otro aspecto.

Por aquel tiempo yo ya había sufrido mucho por la incapacidad de ciertos médicos, por sus errores, por su falta de empatía, y todo lo que me pudiera evitar mi dependencia de ellos era bienvenido. Por eso estaba en California, después de haber padecido un cáncer que había puesto al descubierto la parte más oscura de la medicina oficial, por eso estaba estudiando la técnica de la Dra. Clark, por eso me entusiasmé al descubrir las posibilidades que ofrecía la plata coloidal.

Volví a España después de pasar unos meses estudiando la técnica de la Dra. Clark, y una de las primeras cosas que hice fue ir a una farmacia a comprar plata coloidal. Ya tenía el aparato y podía preparar la plata yo misma, pero quería saber qué pasaba con este producto, cómo era que nunca había oído hablar de él. Y en la farmacia se me quedaron mirando como si hubiera pedido un billete para viajar a la Luna: no tenían plata coloidal, no sabían lo que era ni para qué servía…

Pero mi entusiasmo por ese producto, que había empezado a utilizar en sustitución de los antibióticos cada vez que hacía falta, y que había comenzado a repartir entre las personas más allegadas cuando lo necesitaban, tuvo que crear una especie de onda mental expansiva de tal manera que, pocos años más tarde, empezó a aparecer la plata coloidal. Primero, fue un laboratorio español; luego, en Internet, empezaron a ofrecer plata coloidal, por cierto, con unas concentraciones descabelladas, pero no importaba, porque la plata coloidal había entrado finalmente en el patrimonio terapéutico del país a nivel mundial.

Uso histórico de la plata

La plata es un metal noble pero pesado; por tanto, para que tenga un efecto curativo debe ser administrado en forma coloidal, y ha sido utilizado desde la más remota antigüedad para hacer objetos de adorno personal, sobre todo por parte de los nobles o de las personas adineradas, como los hallados en los yacimientos de varias culturas: sin ir más lejos, el tesoro de Villena en España en la Edad del Bronce, o en los hallazgos arqueológicos de Egipto, Grecia, China, Roma, o, al otro lado del Atlántico, en México, Perú, etc.

Pero este uso del metal por las personas adineradas hizo que se descubrieran sus virtudes terapéuticas. Los colonos que atravesaban con sus carros las grandes llanuras de este a oeste en América del Norte acostumbraban a poner una moneda de plata en el agua para purificarla, e igualmente ponían una moneda de plata en la leche para que no se les agriara por el camino. Y los cirujanos utilizaban hilo de plata para las suturas para minimizar la inflamación postoperatoria.[1]

La plata coloidal fue de uso común hasta finales de la década de 1930.[2] Las publicaciones médicas anteriores a 1940 contienen numerosos artículos que alaban las excelencias de la plata coloidal en la lucha contra las intoxicaciones, y un artículo titulado «Colloidal Prepa-

---

1. The Silver institute, *Silver in medicine – past, present and future.*
2. Es la época aproximada en que los laboratorios farmacéuticos se dieron cuenta del gran negocio que se estaban perdiendo y empezaron a patrocinar las universidades y, por consiguiente, a imponer los programas de estudio, con lo cual muchos de los remedios naturales que se habían utilizado hasta entonces con buenos resultados fueron apartados y sustituidos por formulaciones químicas.

rations of Silver in Pharmacy», publicado en febrero de 1923 en el *British Medical Journal*, habla de la acción desinfectante de la plata y de su importante valor terapéutico. En efecto, aún hoy en día, en los hospitales que tratan a los grandes quemados se utilizan vendajes que contienen plata para evitar las infecciones. Por otra parte, los tubos de ventilación empleados en el tratamiento de la COVID están recubiertos de plata precisamente para evitar que los pacientes desarrollen neumonía, como mínimo en Estados Unidos.

Sin embargo, principalmente a causa del sistema de producción adoptado entonces, la plata coloidal resultaba costosa; además, estaban empezando a descubrirse y aplicarse los antibióticos, los «remedios milagrosos» de la época. Por otra parte, el método usado entonces para elaborar la plata coloidal tenía el defecto de poder causar argiria en algunos pacientes. Este método consistía en la molturación del mineral,[3] con el resultado de que las partículas mayores caían al fondo del agua destilada y se perdía su valor terapéutico. Además, las que quedaban en suspensión en la disolución (que ya no era un coloide) eran demasiado grandes, con lo cual no podían traspasar la barrera fisiológica para llegar al torrente sanguíneo. Y, además, estas partículas tan grandes, cuando no caían al fondo del preparado, tendían a agregarse entre ellas, con lo cual era todavía

---

3. Este método estuvo en uso entre 1920 y 1938.

más difícil que pudieran ser efectivas, y su efecto como antibiótico quedaba muy limitado.

Para solucionar este problema, algunas empresas añadían un estabilizador artificial, como varias gelatinas (proteína), e incluso un elemento químico como el EDTA,[4] pero esto reducía el efecto del preparado o lo bloqueaba por completo. Asimismo, los coloides estabilizados con una proteína o un polímero producían una reacción febril en el enfermo, aparte de muchos otros inconvenientes. El EDTA (ácido etilenodiaminatetraacético) es también un elemento quelante y, por tanto, anulaba directamente el efecto de la plata por ser ésta un metal pesado.

Cuando de verdad se manifestaba, la argiria producía una coloración grisácea de la piel en el consumidor. No se trataba de una verdadera enfermedad, sino más bien de una condición que no era del todo agradable. Por todas estas razones se dejó de producir plata coloidal por este método. Más adelante volveré sobre el tema de la argiria.

Tiempo atrás vi en el periódico *USA Today* una fotografía en primera plana de un hombre completamente azul. Era el método adoptado por el periódico (tal vez tras una sugerencia recibida de quién sabe quién) para disuadir a los posibles usuarios de la plata coloidal de seguir utilizándola por el supuesto riesgo de con-

---

4. *The Wonders of Colloidal Silver*, D. L. Coburn y P. D. Dignan.

traer argiria. Hubo quien se lo creyó, y que, hasta la fecha, prefiere seguir tomando los antibióticos tóxicos antes que curarse con la plata coloidal. Y yo conozco a más de uno. Y esos sí que son perjudiciales. Los antibióticos han sido usados de forma indiscriminada también como antivirales, o sea, de forma incorrecta e inútil, hasta tal punto que las bacterias se han vuelto resistentes, dejando a los enfermos desamparados, o creando la necesidad de producir nuevos antibióticos cada vez más potentes, es decir, cada vez más tóxicos. Aunque si estudiamos la farmacopea, vemos que en los últimos tiempos ya no han aparecido antibióticos nuevos en el mercado.

Como es natural, hay detractores de la plata coloidal. Por ejemplo, el *Journal of the American Medical Association*, en octubre de 1995, escribía que los fabricantes de plata coloidal eran unos timadores, y que los que escriben sobre el tema están mal aconsejados, olvidando que la FDA (Food and Drug Administration de Estados Unidos) hace ya más de 70 años que aprobó el uso de la plata coloidal como un «antibiótico efectivo», y hay muchos científicos y médicos que apoyan su empleo. No hay que olvidar que la FDA es una organización controlada por las farmacéuticas y sus dictámenes no siempre se corresponden con la realidad ni con los intereses de la población, sino que son directamente falsos o tendenciosos.

Por todo esto, creo que toda esta actitud denigratoria contra la plata coloidal se debe más que nada a una pataleta de las compañías farmacéuticas y a un intento por desprestigiar un producto que es mucho más efectivo que los antibióticos que ellas comercializan.

Como dice un autor,[5] «desgraciadamente, la plata coloidal no puede curar la ignorancia, y ésa es la peor forma de enfermedad».

---

5. D. L. Coburn y P. D. Dignan, *The Wonders of Colloidal Silver.*

CAPÍTULO II

Para qué sirve
la plata coloidal

La plata coloidal como remedio

Dicho en pocas palabras, la plata coloidal es un antibiótico natural (como se dice a día de hoy, de amplio es-
pectro), que no produce habituación, no tiene efectos
secundarios, la pueden tomar desde recién nacidos hasta personas muy mayores, mujeres embarazadas y mujeres lactantes, se puede utilizar con los animales de
compañía, y se puede emplear en uso interno y externo.
También se puede usar con las plantas de casa, ya sea
añadiéndola a la tierra o rociándola sobre las hojas en
sustitución de un pesticida. Y, teniendo en cuenta las
dimensiones, también se puede utilizar con los animales de granja, desde los más pequeños, como aves y co-
nejos, hasta los más grandes, como vacas, caballos, etc.

Y además de todas estas virtudes, es barata, y, con el asesoramiento oportuno, cualquiera la puede elaborar en casa.

En 1939, Robert J. Hartman escribía: «[...] la plata metálica en suspensión coloidal [...] desprende *iones de plata* en tal cantidad que tiene efectos perjudiciales sobre los microorganismos, pero suficientemente lentos para no causar irritación en los tejidos. Las partículas de plata coloidal son una fuente continua de estos iones; sin embargo, las partículas *no son absorbidas* por los tejidos del cuerpo tomadas en masa en solución verdadera por los fluidos corporales. Por consiguiente, la plata coloidal se puede aplicar directamente a las delicadas membranas de las mucosas, como en el caso de los ojos, y con resultados beneficiosos. [...] Las partículas coloidales se difunden gradualmente por el cuerpo produciendo una acción terapéutica prolongada».[6]

Todo esto, como es evidente, va en contra de lo que pretenden y esperan los laboratorios farmacéuticos. Hay algún laboratorio que tiene plata coloidal en su catálogo, pero las que yo he testado no tienen nada que ver con lo que anuncia la etiqueta. Hay un laboratorio que elabora plata coloidal en Aragón. Tengo en mis manos uno de sus productos. La etiqueta de la caja dice «plata coloidal – uso tópico». En un lado indica la concentración: 120 ppm (partes por millón). En la parte

---

6. Robert J. Hartman, «Colloid Chemistry», en *The Wonders of Colloidal Silver* de D. L. Coburn y Patick D. Dignan.

opuesta se afirma: «Ingredients: Aqua, Colloidal Silver (0,012 %) (en inglés)». Entiendo que si el contenido es plata coloidal, los ingredientes deberían ser: agua destilada (no dice que lo sea) y plata pura, no plata coloidal… ¿Significa eso que han cogido plata coloidal ya hecha (concentrada, de quién sabe qué laboratorio, quizá chino) y la han alargado con agua (¿sin destilar?) para llegar a esas 120 ppm? Es todo muy misterioso. Me sorprende que no haya un control por parte de las autoridades sobre lo que venden los laboratorios. Porque, *dulcis in fundo*, cuando testé el producto con un tester TDS 1 de Hanna Instruments, de 120 ppm nada de nada, había 11 ppm. Es decir, que se estaba vendiendo y cobrando por 120 ppm un producto que sólo tenía 11 partes por millón.

Escribí al laboratorio (de esto hará ya más de un año) pidiendo explicaciones. Aún estoy esperando una respuesta.

En otra ocasión me hablaron de una plata coloidal que tenía, creo recordar, nada menos que 1000 ppm. La testé y el producto tenía unas 22 ppm… En este caso no escribí, así que no puedo hablar de la reacción del laboratorio, que, creo recordar, era extranjero, y el producto se compraba por Internet.

Pero pienso en la persecución encarnizada de las autoridades, de los medios de comunicación (prensa, radio y televisión), de los que no tienen ni idea pero se apuntan al último bulo con tal de que se pueda armar escándalo, que se permiten juzgar de continuo unos remedios naturales de efectos comprobados, que ponen en la picota sin la menor vergüenza a los terapeutas que los aconsejan y a los enfermos que los utilizan, cuando los médicos (no todos, por suerte) recetan una y otra vez remedios de los que se sabe a ciencia cierta que son perjudiciales, y se niegan a dar remedios naturales cuya efectividad está ampliamente comprobada. Pero ya se sabe, la salud no da dividendos. Y que un paciente, o diez, o veinte, o más, muera por una vacuna (que no es vacuna) que no ha sido testada lo suficiente resulta que ése es un mal menor, y tampoco hay para echarse las manos a la cabeza. Total: los beneficios son superiores a los perjuicios… aunque no se aclara para quién son esos beneficios, pero sí está claro quién sufre los perjuicios. Y, si no, que se lo digan a las personas que han muerto por ello o a sus deudos.[7]

Así pues, la plata coloidal es un producto muy noble, muy útil, sin ningún efecto secundario y de acción rápida. Además, es barata. Y dura mucho tiempo en su envase si se conserva a oscuras. Y tiene todas las garantías científicas que se quieran exigir. Sólo hay que leer la bibliografía científica que habla de ella. Habría sido muy útil en los casos más ligeros de la actual pandemia, sin necesidad de hospitalizaciones ni de discursos dra-

---

7. En este caso, me he adelantado un poco en el tiempo, pero es que ver lo que está sucediendo y cómo está siendo tratada la supuesta pandemia me indigna. Claro que esto me expone a tener problemas, que es lo que les pasa a los que defienden tesis distintas de las oficiales.

máticos sobre los hospitales sobreocupados, construyendo a toda prisa hospitales de emergencia (que, finalmente, la mayor parte de ellos no fueron ocupados), cuando quien tuvo que entrar en un hospital por otras causas refiere que estaban vacíos, o casi.

Y, entonces, los famosos medios de comunicación, tan sabios, y, sobre todo, tan independientes, se permiten criticar el uso de remedios naturales que han demostrado su efectividad a lo largo del tiempo, e insultan a las personas que han tenido el valor de hablar en contra del relato oficial, ya sean éstas del mundo del espectáculo o científicos que no se someten a ese relato oficial plagado de mentiras e inexactitudes, o simples ciudadanos que mantienen los ojos abiertos a pesar de la propaganda institucional, difundida fiel (y machaconamente) por los medios. Estoy cansada de oír ridiculizar en la televisión los sistemas naturales de tratamiento por parte de periodistas conocidos sin dar la menor oportunidad o tener respeto por quien los defiende o los utiliza, y sin tener la preparación específica para ello.

Razones para tomar plata coloidal

El primer antibiótico de la era moderna, reconocido de manera oficial, fue la penicilina, descubierta por Alexander Fleming en 1928. Y digo «reconocido de manera oficial» porque, en realidad, su uso es muy antiguo. En China se utilizaba el moho producido por la cuajada de soja con fines terapéuticos, pero también los antiguos egipcios y griegos usaban ciertos mohos vegetales con la misma finalidad. Además, hasta tiempos bastante recientes, formó parte de los remedios que empleaban las mujeres en los hogares, ya que habían descubierto que aquel moho verde oscuro que se formaba sobre el pan tenía virtudes medicinales. Y luego llegó Alexander Fleming, que estudió el famoso moho y lo «legalizó», dándole carta de ciudadanía en nuestro mundo moderno. La penicilina salvó muchas vidas durante la Segunda Guerra Mundial, ya que hasta entonces muchísimos soldados morían por la infección de las heridas recibidas en el frente.

Ya en 1897, el científico francés Ernest Duchesne había descubierto un hongo del género *Penicillium*, pero no le hicieron mucho caso, y hasta Alexander Fleming, su existencia y aplicación no se reconocieron y oficializaron.

La penicilina no estaba exenta de contraindicaciones, porque muchas personas resultaron ser alérgicas, ya que, al fin y al cabo, se trataba de un hongo. A continuación, los laboratorios farmacéuticos empezaron a desarrollar antibióticos químicos, que son los que se han estado usando sin mucho control hasta la fecha, pero a causa de esa falta de control y de la automedicación habitual entre amplias capas de la población, han aparecido cepas resistentes de virus (a pesar de que los antibióticos no sirven para los virus) y de bacterias que, de seguir así, auguran un futuro bastante negro para la humanidad, porque cada vez los antibióticos son menos útiles en el tratamiento de las infecciones.

En 1942 ya se estaba fabricando penicilina en Barcelona, pero en cantidades insuficientes, razón por la cual existía un activo mercado negro de esta sustancia, que llegaba de contrabando en los barcos que venían de Estados Unidos. Yo recogí esta información hace muchos años de una persona que, en su momento, se había dedicado a distribuir esta mercancía de proveniencia americana como una manera de sobrellevar las penurias de la época.

Como se ha dicho, los antibióticos químicos, a causa de su uso indiscriminado, y muchas veces injustificado, hace tiempo que están mostrando unos fallos que amenazan con dejarlos todos inutilizados, ya que las bacterias se han vuelto resistentes y han desarrollado nuevas cepas contra las cuales, de momento, no hay tratamiento. La plata coloidal es el único producto que puede revertir la situación. Se calcula que en 1992 murieron en Estados Unidos unas 13 300 personas a causa de bacterias resistentes a los antibióticos.[8] No tengo datos sobre los posibles fallecidos en España por esta resistencia de virus[9] y bacterias a los antibióticos de síntesis.

---

8. D. L. Coburn y Patrick D. Dignan, *The wonders of Colloidal Silver*. AA Micro.

9. Incluyo también a los virus, aunque los antibióticos no actúan sobre ellos, porque, no obstante, se siguen utilizando en ese sentido, ya sea recetados por los médicos o por la propia automedicación.

Ésta es, pues, una de las razones para tomar plata coloidal: no tiene contraindicaciones, es segura, no es tóxica, no se acumula en los tejidos y elimina una gran variedad de bacterias, virus y mohos (se ha calculado que son más de 650 patógenos diferentes los que puede destruir, mientras que cada antibiótico puede acabar con un máximo de seis), y todo esto sin efectos secundarios. La plata coloidal mata los patógenos y sus mutaciones, cosa que no hacen los antibióticos, y todo esto sin perjudicar a la persona que la toma. Además, no interfiere con otros medicamentos.

Y, por si todo esto fuera poco, el uso de antibióticos químicos favorece el crecimiento de hongos y mohos, y se requiere la plata coloidal para eliminarlos.

Argiria

Ya he hablado de la argiria. Los que son contrarios a la plata coloidal o tienen intereses espurios para desprestigiarla la utilizan como arma arrojadiza contra sus defensores. Como ya he dicho, la argiria es la consecuencia de haber tomado plata coloidal de mala calidad y en cantidades excesivas. Si el coloide está bien hecho, nunca causará argiria ni ningún otro efecto adverso. Además, la argiria no es una enfermedad, es una condición causada precisamente por una plata que no es coloidal, sino que se ha obtenido, por ejemplo, por el sistema de molturado del mineral, aunque creo que en la actualidad ya nadie prepara la plata de esa manera, porque causa muchos problemas: por más fina que sea la molienda, las partículas nunca serán tan pequeñas como en el caso de un coloide.

La argiria se manifestaba tras entre dos y veinticinco años de exposición a la plata, y, en su día, se trataba, sobre todo, de una enfermedad profesional que afectaba a los operarios que trabajaban con plata, a los artesanos y a los pulidores que absorbían el polvo residual de su trabajo por las vías respiratorias, por la piel, debido al contacto físico con la plata, por el uso de remedios elaborados con el método de molturación de la plata, o también por el uso de nitrato de plata diluido. El ácido nítrico que lo compone es altamente tóxico y perjudicial para los tejidos vivos. Es verdad que el nitrato de plata diluido se utilizó durante mucho tiempo para desinfectar los ojos de los recién nacidos y evitar que desarrollaran una infección ocular por gonococos, recogidos por el bebé al pasar por el canal del parto. Esto causaba un enrojecimiento de los ojos, pero evitaba males mayores a los bebés.

Como nota final a este apartado, añadiré que hace años conocí a Mark Metcalf,[10] un investigador que había venido a España a dar una serie de charlas sobre la plata coloidal, y quiso conocerme. En el transcurso de la conversación me contó que, harto de oír tanto hablar

---

10. Mark Metcalf, *Banishing disease with three 9-volt batteries*; también *Colloidal Silver, making the safest and most powerful medicine on earth*.

de que si la gente se volvía azul y otras sandeces, empezó a tomar plata coloidal a razón de un galón al día (3,79 litros en Estados Unidos) durante un número de años, para comprobar si, finalmente, se volvía azul, hasta que se cansó de no ver resultados. He de decir que, cuando yo lo conocí, ya había dejado de tomar esa cantidad de plata, y de coloración azul, nada de nada, ni un atisbo.

La cura de la argiria

Se dice que la argiria no se cura, pero hay que considerar que se trata de una «enfermedad» o condición antigua para la cual no ha sido necesario buscar tratamientos en la época moderna, porque ¿quién podría enfermar de argiria en estos tiempos?[11] Sin embargo, ha habido quien se ha tomado la molestia de buscar qué se podía hacer para revertir o minimizar la condición, y se ha descubierto que los tratamientos para eliminar las manchas cutáneas producidas por el hígado podían restablecer la coloración normal de la piel. Se trata de depósitos de lipofuscinas que afectan sobre todo a la piel de la cara (posiblemente porque es la parte del cuerpo más expuesta a la luz solar). Un tratamiento a base de vitamina E podría acabar revirtiendo una condición de ar-

---

11. Si obviamos, evidentemente, el señor azul «pitufo» utilizado por el *USA Today* como propaganda contra el uso de la plata coloidal.

giria, siempre que haya alguien que llegue a manifestarla. Por otra parte, no hay que olvidar que los depósitos de lipofuscina son perjudiciales en cuanto que pueden interferir con el funcionamiento normal del cuerpo. Las lipofuscinas son depósitos de lípidos y fosfolípidos, que, al oxidarse por la acción de los radicales libres, adquieren una coloración parda, que finalmente es sinónimo de vejez. Cuando estos depósitos aparecen en la cara y las manos significa que también están presentes en el corazón, en el cerebro y en el sistema nervioso.

En todo caso, para contraer esta condición, sería necesario consumir grandes cantidades de plata coloidal durante largos períodos de tiempo, y, además, tener bajos niveles de vitamina E y de selenio, que, aparentemente, actúan de quelantes de la plata. Pero ya hemos visto que tomar plata coloidal durante años no le había causado argiria a mi amigo Mark Metcalf.

Supongo que unos tratamientos para limpiar el hígado a base de hierbas hepáticas, o combinaciones de verduras licuadas tomadas en ayunas (o de quelantes como el EDTA), podrían ayudar a revertir una situación de argiria, o, como mínimo, a reducirla.

En cuanto a las lipofuscinas, consideradas el pigmento del envejecimiento, son el residuo que queda de la descomposición de los glóbulos rojos dañados, y tienden a acumularse en la piel de la cara y de las manos.

La vitamina E es un antioxidante que actúa sobre el hígado, eliminando los desechos que se acumulan en él y que son los causantes de las manchas en la piel de la cara y de las manos. Por ello, se aconseja a las personas que pueden tener tendencia a desarrollar argiria. Por otra parte, el selenio, además de ser útil para el mantenimiento del cabello y las uñas, también actúa contra los radicales libres y ayuda a mantener la salud.

Resumiendo, la argiria fue un hecho real en el pasado, cuando todavía no se había normalizado la elaboración de la plata coloidal. Por otra parte, el hecho de utilizar utensilios de plata a la hora de comer, como platos, vasos, cubiertos, etc., por parte de la nobleza y de los ricos de la sociedad, hizo que, efectivamente, éstos desarrollaran una coloración gris azulada, sobre todo en la cara y las manos, también porque esos utensilios de plata, como es evidente no estaban hechos con plata pura, sino que se trataba de aleaciones más o menos cargadas de otros metales que, éstos sí, eran tóxicos. Por eso se decía que tenían la «sangre azul», que los distinguía del resto de la población. Y, pensándolo bien, dudo que ellos tuvieran interés en recuperar la coloración de las personas normales…

CAPÍTULO III

Cómo se elabora
la plata coloidal

Como dice su nombre, la plata coloidal es un coloide, y los coloides, por definición, son inestables. Esto significa que se han de conservar en condiciones controladas de temperatura y de luz en envases de vidrio oscuro, porque, de lo contrario, el coloide se oxida y se vuelve tóxico.

Hay, esencialmente, dos sistemas para hacer la plata coloidal: el sistema lento y el sistema rápido. Empezaremos por el sistema lento. Del rápido hablaremos más adelante.

La fabricación lenta

Para hacer la plata coloidal lenta se necesitan muy pocos elementos e ingredientes:

– un pequeño aparato dotado de tres baterías recargables de 9 voltios, que tiene dos cables con pinzas para sostener los electrodos de plata. Tiene, además, un cable para conectarlo a la corriente, de manera que las baterías trabajen siempre en las mejores condiciones;
– dos electrodos de plata pura al 99,999 %, comprada en un lugar de confianza, o con certificado de calidad para evitar disgustos;
– agua bidestilada de calidad de la que se usa en farmacia para preparar las fórmulas magistrales;
– una cacerola o recipiente de acero inoxidable o de Pyrex, que se utilizará tan sólo para calentar el agua bidestilada que servirá para hacer el coloide;
– un vaso de vidrio posiblemente claro (esto nos permite seguir el proceso de fabricación del coloide). Asimismo, este vaso será de uso exclusivo para elaborar la plata coloidal, es decir, que no se empleará para nada más;
– un tester para medir las partes por millón de la solución (ppm).

Llevo ya muchos años haciendo plata coloidal, y los elementos que he usado han sido siempre los que acabo de mencionar, pero sé que hay personas que añaden algunas gotas de solución salina para mejorar la conductividad del agua, aunque no es necesario ni aumenta la calidad del coloide. Es más, cuando se agrega la solución salina, el resultado deja de ser un coloide y lo que se produce es *cloruro de plata*.

No es que el cloruro de plata sea malo; de hecho, no es tóxico, y es un antibiótico que eliminará los problemas causados por posibles parásitos en el organismo, sin efectos secundarios. Se puede usar en el caso de niños pequeños y adultos, y actúa en todo como la plata coloidal, pero no es un coloide. Sin embargo, habrá que tener la precaución de no emplearlo en los ojos, ya que su contenido en sal no es precisamente aconsejable para este propósito.

Si bien la fabricación de la plata coloidal es sencilla, es importante ser rigurosos en los pasos a seguir y en las medidas de higiene, tanto durante la preparación de los elementos como en su graduación y en su conservación.

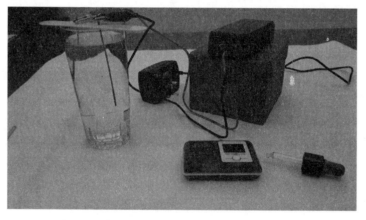

Imagen 1. Equipo para elaborar plata coloidal.

La plata coloidal lenta

Reunidos todos los elementos, es necesario limpiarlos a fondo para un buen resultado de la operación. En el recipiente de acero inoxidable, o de Pyrex, perfectamente limpio y seco (para que no queden restos del agua utilizada para lavarlo), se pondrá una medida de agua bidestilada. Con «una medida» me refiero a la cantidad que cabe en el vaso donde se realizará la operación, que debe estar lleno casi hasta el borde. Esta agua se pondrá a calentar al fuego hasta que alcance los 50-60 °C.

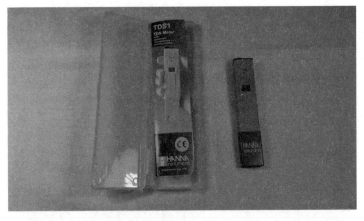

Imagen 2. Tester de la Hanna Instruments. Funciona por inmersión.

Una vez calentada el agua, se verterá en el vaso de vidrio, donde, por último, se introducirán los electrodos de plata pura. Éstos deberán estar bien limpios: hay que lavarlos con agua y jabón con un pequeño estropajo verde (de los de cocina), enjuagarlos bien y, luego, secarlos. Este pequeño estropajo, al igual que todos los demás objetos que se utilizarán en la operación, deberá destinarse exclusivamente a este fin, ya que con ello evitaremos contaminaciones indeseadas y tendremos un producto final que cumplirá con todos los requisitos de un remedio útil y fiable.

Sugiero el uso de un abatelenguas de los que usan los médicos cuando quieren examinar la garganta, o una tira de plástico rígido, a los que se les habrá practicado dos agujeros para que los electrodos se mantengan verticales en el agua y sin contacto entre ellos dentro del vaso. Estos electrodos estarán suspendidos dentro del agua, ya que sobresaldrán por encima del abatelenguas o de la tira de plástico y se fijarán con las pinzas del aparato. Este abatelenguas impedirá que las pinzas cromadas que sostienen los electrodos entren en contacto con el agua, puesto que, de lo contrario, produciríamos un coloide de plata más cromo. Y no es eso lo que buscamos.

Tenemos, pues, un vaso de vidrio con agua bidestilada y calentada a 50-60 °C, el aparato se encuentra en un punto apropiado que permite mantener los electrodos perpendiculares y separados en el agua, y, evidentemente, los electrodos están colocados. Conectamos el aparato a la corriente y ponemos en marcha el minutero que nos servirá para controlar el tiempo. Ya sólo queda esperar. Como el vaso será de vidrio transparente, podremos observar el desarrollo de la operación: en el electrodo positivo se irá formando una especie de residuo que se irá desprendiendo y depositando en el fondo del vaso, al tiempo que el coloide irá adquiriendo un color entre grisáceo y ámbar.

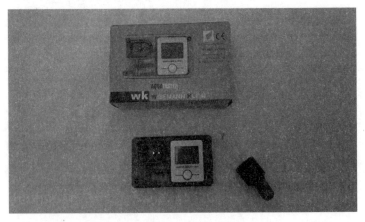

Imagen 3. Tester de Wiseman Klein. Dispone de un pocillo para depositar una muestra del coloide.

Personalmente, prefiero hacer pequeñas cantidades con mayor frecuencia. Yo utilizo un vaso de ⅓ de litro, ya que así, en unos 40 a 60 minutos, tendré un coloide con unas ppm que van de 30 a 40 en caliente. Así, una vez enfriado, y después de una nueva medición de las ppm, añadiré el agua bidestilada que haga falta para rebajar el coloide, y al final de la operación tendré medio litro aproximado de plata coloidal a 12 ppm.

El agua se calienta para que el coloide se obtenga con más rapidez y sea de mejor calidad, ya que con el agua fría podría tardar el doble de tiempo o más, según la temperatura ambiente, porque en frío le cuesta arrancar. Aun así, se le llama método lento. Sobre el método rápido hablaré con detenimiento más adelante.

Pasado el tiempo previsto, hay que sacar con cuidado los electrodos del coloide, separarlos de las pinzas y lavarlos. De todos modos, por más cuidado que se ponga, parte del residuo acumulado en los electrodos se desprenderá y caerá al fondo del vaso, pero no nos hemos de preocupar, porque, al final, el coloide quedará limpio y transparente.

Así pues, ya tenemos el coloide preparado y con una lectura, pongamos, 40 ppm en caliente. Lo dejamos enfriar con el vaso tapado y, cuando ya esté frío, lo metemos en la nevera. En general, yo lo dejo ahí un par de horas, porque así precipitan todas las partículas demasiado grandes que no sirven y las impurezas que pueda haber y obtengo un coloide más estable y más limpio. Transcurrido ese tiempo, vaciamos el vaso en un contenedor más grande (yo utilizo un vaso graduado de laboratorio de pyrex) y lo volvemos a medir: con el frío, las ppm habrán bajado, y ésa es la medida que nos interesa. Ahora, reducimos el coloide a 10 ppm, añadiendo el agua destilada que haga falta. Come he dicho, los coloides son poco estables, razón por la cual yo dejo la plata siempre sobre las 12 ppm, pero la presento como de 10 ppm. Con ello estoy segura de que el producto que reciba el usuario, aunque haya estado un tiempo en reposo, tendrá siempre por lo menos 10 ppm.

La plata coloidal está ahora lista para ser envasada. No hace falta filtrarla, porque al decantarla del vaso donde se ha producido al contenedor más grande para su medición y graduación, ha quedado perfectamente limpia y clara. La pasamos, pues, a envases de vidrio oscuro (yo los uso de color marrón o ámbar, que es mejor conservante que el vidrio azul), los cerramos bien y los etiquetamos: nombre (plata coloidal), cantidad (… ml) y … ppm. Es muy importante indicar las partes por millón, ya que de este dato depende la dosis que se utilice.

La plata coloidal ya está lista para ser empleada. Yo uso envases de 125 ml, puesto que de esta manera no se eternizan en el fondo de un armario. Prefiero hacerla más a menudo en pequeñas cantidades y así estoy segura de tener siempre una plata reciente. No se ha de conservar en la nevera ni congelar. No me cansaré de repetir que la luz y el frío deterioran el coloide: la luz porque lo oxida, y el frío porque provoca que precipite una parte de la plata al fondo del envase, disminuyendo así su concentración. Esto, aunque pueda parecerlo, no se contradice con la indicación de enfriar en la nevera el coloide recién preparado, ya que esta operación se lleva a cabo durante un tiempo muy limitado y permite decantar las impurezas y las partículas demasiado grandes que pueda haber en suspensión.

Posología

La plata coloidal sirve para uso interno y para uso tópico. En uso interno, siempre sugiero que es mejor una cucharadita de postre (5 ml) a 10 ppm tomada con cierta frecuencia que tomar de una vez un producto con 20 o más ppm de vez en cuando. Por ejemplo, cuando se barrunta un resfriado, yo sugiero una cucharadita cada hora unas ocho veces, y luego seguir con una cucharadita tres veces al día hasta que haya desaparecido el resfriado. Esto si se trata de un adulto. En el caso de los niños, dependiendo de su edad y peso, se reducirá la cantidad, pero igualmente se suministrará cada hora unas ocho veces seguidas, y luego la misma cantidad tres veces al día. Lo ideal es que la cucharita para medir la dosis necesaria de plata fuera de plástico para que no exista ninguna interacción entre el coloide y el metal de la cucharita.

Por ejemplo, en los casos de aquellos niños que tienen tendencia a enfermar: resfriados, infecciones de la boca, problemas de la piel, etc., una dosis de plata cada mañana antes de salir de casa para ir a la escuela los mantendrá sanos durante el curso escolar sin tener que quedarse en casa por cualquier contratiempo.

Si el resfriado fuera más serio, o incluso si se tratara de una gripe, se podría emprender el tratamiento con una frecuencia mayor: en lugar de cada hora, se puede incluso llegar a cada cinco minutos por un número de veces hasta que se vea que la condición está bajo control. Pero para estas situaciones no se puede dar una pauta concreta y válida para todos, sino que tendrá que ser el usuario, o quien actúe por él, quien decida la posología. Es sólo cuestión de sentido común. Hay que recordar que con la plata coloidal no es la cantidad la que cura, sino la frecuencia.

La plata coloidal no hace daño (si se ha preparado bien, está bien envasada y bien conservada), pero no tiene sentido tomar más cantidad de la necesaria. *Más no siempre es mejor.* Y ¿qué efectos tiene la plata coloidal? Elimina bacterias, virus y hongos de las vías respiratorias; mejora el sistema inmunitario y evita que nos contagiemos con los males del invierno; actúa sobre el estómago, el intestino, el hígado y los riñones, y, a nivel tópico, desinfecta y cura las pequeñas heridas y las impurezas de la piel. Es también muy útil para tratar los pequeños males de los animales de compañía, como gatos y perros, poniendo las gotas que convenga (según el peso y el tamaño del animal) en su comida. No en el agua, porque acabaría desperdiciándose. Además, si vertemos la plata en el agua, ésta queda más expuesta a la luz y se oxida más con más rapidez que si se mezcla con la comida.

La plata que acabo de describir es plata de la mejor calidad, porque se ha hecho lentamente, en las mejores condiciones de higiene, y porque las partículas de plata contenidas en el coloide son lo más finas posibles, y, por consiguiente, el organismo las asimila a la perfección.

Para su conservación será suficiente con guardar los envases oscuros en un armario lejos de la luz; no es necesario refrigerarla. Si compramos plata coloidal y el folleto dice que hay que conservarla en la nevera, significa que contiene aditivos que podrían hacer que se estropeara, por ejemplo, alguna proteína para evitar que las partículas de plata se depositen en el fondo: esa plata no es buena, ya que incluso la presencia de la proteína podría provocar alguna febrícula o malestar en el consumidor.

La plata coloidal terminada de 10-12 ppm, elaborada correctamente, debería tener un color ámbar claro. Cuando el color es más oscuro, se puede deber a varias causas: es una plata con una concentración más elevada (más ppm), contiene partículas demasiado grandes que no permiten el paso de la luz y que, además, por gravedad, caerán al fondo del envase, o puede ser que esa plata haya quedado expuesta a la luz y se haya oxidado. Como he dicho, más no siempre es mejor. Yo recomiendo siempre 10 ppm para uso interno y para uso tópico, mientras que, para los ojos, con 5 ppm será suficiente.

Hay que tener en cuenta que una plata muy concentrada favorecerá que las partículas de plata se aglutinen entre ellas y se formen microclusters, y el cuerpo tendrá dificultad para eliminarlas, además de que probablemente no las podría asimilar y, por consiguiente, se perdería su efecto terapéutico, y la acumulación de partículas de plata no asimiladas en el organismo acabará causando problemas.

En una ocasión, yo estaba en California, donde había participado en un congreso. Éste había terminado y ya estábamos saliendo. Desayuné con un amigo que también había participado en el mismo congreso y, por capricho, pedí un desayuno inhabitual para mis costumbres. El caso es que, cuando llegamos al aeropuerto, empecé a sentirme mal y a visitar el baño con más frecuencia de lo normal. Me sentía mareada y pensé que me iría bien tomar una dosis de plata coloidal, pero ya habíamos facturado y la plata coloidal se encontraba dentro de mi maleta. Así que por ese lado nada. Cada vez me sentía peor, y llegué a pensar que en esas condiciones no iba a poder embarcar. Pensaba con añoranza y deseo en mi frasquito de plata coloidal de 10 ppm que se encontraba en la maleta y en cómo podría recuperarlo.

Entonces me acordé del frasquito con cuentagotas, más pequeño, que llevaba conmigo en el bolso. Era para los ojos y siempre lo llevaba conmigo. Pero... era plata a 5 ppm. ¿Resolvería mi problema? Desesperada por no quedarme en Los Ángeles, pensé que, como no iba a hacerme daño, iba a probar. Saqué el frasquito y me vacíe el cuentagotas lleno en la boca. Mantuve el líquido unos instantes antes de tragarlo. Me pareció que la situación mejoraba, y entonces, a los pocos minutos, me vacíe otro cuentagotas en la boca y esperé a ver los resultados... ¡funcionaba! La urgencia de acudir al baño había desaparecido. Minutos más tarde, para rematar ya la operación, me tomé otro cuentagotas lleno. ¡Estaba curada! Y pude embarcar normalmente sin ninguna molestia.

He querido contar esta anécdota para recalcar un hecho, y es que incluso en pequeñas concentraciones, la plata coloidal es un remedio fantástico, y, como ya he dicho, más no siempre es mejor.

Conservación de la plata coloidal

Ya se ha afirmado que tanto la plata coloidal lenta como la plata coloidal rápida se han de guardar en envases de vidrio oscuro y jamás en envases de plástico o en envases de vidrio claro. La razón es, porque en los envases de plástico, la plata pierde sus propiedades con rapidez, ya que las partículas se adhieren a las paredes del envase, siendo el plástico menos liso y más permeable que el vidrio. Además, no se ha estudiado qué tipo de intercambio puede tener lugar entre el envase de plástico (un producto químico que nunca es inerte) y la plata coloidal, resultado de un proceso electrolítico. Sea cual fuere ese resultado, siempre será perjudicial para un producto que se ha de poder utilizar por vía interna o sobre heridas abiertas.

Por otra parte, la razón de envasar en vidrio oscuro (marrón o ámbar) es para impedir la oxidación de la plata. Todos hemos visto cómo los objetos de plata que se dejan al aire y sin protección se vuelven oscuros. A eso se le llama oxidación.

La plata coloidal, cuando se deja expuesta a la luz, del color ámbar claro que tiene recién hecha se vuelve oscura, y, por tanto, en lugar de ser un remedio maravilloso se convierte en un producto tóxico, tanto en uso interno como tópico. Si, además, esa plata, rebajada a 5 ppm, la utilizáramos como colirio, no quiero ni pensar los daños irreparables que podría producir en los ojos del consumidor.

Por ello es de importancia capital que la plata coloidal se conserve en envases de vidrio de color oscuro, para garantizar un producto correcto y saludable. No me cansaré de repetirlo: antes de que acabe el libro volveréis a encontrar el estribillo.

CAPÍTULO IV

La plata coloidal rápida

Cómo se prepara

En estos tiempos en los que todos quieren que las cosas se hagan rápidamente, hay quien no se conforma con tener que esperar unas horas para disponer del producto, y todo ha de ser rápido. Deprisa, deprisa, ¡no podemos perder tiempo!

Encontré extraño, y sospechoso, que ciertos coloides de plata comerciales no fueran eficaces, según me comentaban sus usuarios. Me puse en contacto con uno de los fabricantes y me explicó que él preparaba la plata en segundos. Con curiosidad por conocer el método, le pregunté si podía visitarlo para ver cómo funcionaba ese «nuevo» sistema, y me dijo que sí, que no había ningún problema. Esto sucedía en Italia, y esta persona vivía en Asís, en Umbría, y era el año del terremoto que dañó muchos edificios históricos y dejó a muchas familias sin hogar. De manera que cuando encontré el momento para desplazarme allí, me informó de que estaban produciéndose una serie de sacudidas y que él estaba durmiendo en una tienda de campaña en el jardín. Así que ese año tuve que renunciar a asistir a la operación. Por otra parte, la amiga que tenía que llevarme, que era consumidora de esa plata coloidal cuando no tenía la mía, me comentó que no entendía por qué me interesaba tanto por ese producto, que en realidad debía ser el fabricante el que aprendiera de mí, y no yo de él, ya que su plata no era buena.

Existe, pues, un sistema para elaborar la plata coloidal rápida: sí, se puede hacer plata coloidal en segundos por medio de una descarga de alta tensión. Lo utilizado habitualmente son unos 10 000 voltios. Es la misma tensión que se usa en los campos plagados de jabalíes y otros animales dañinos para los cultivos: se cercan los campos que se quieren proteger con un cableado eléctrico conectado a una fuente de alimentación que, de manera periódica, va produciendo descargas eléctricas de 10.000 voltios cada vez que cualquier objeto entra en contacto con los cables, siempre que haya también contacto con la tierra. En el campo, sirve para ahuyentar a los animales que acabarían destrozando los cultivos y perjudicando, sobre todo, a los árboles jóvenes. Los agricultores y ganaderos lo llaman *pastor eléctrico.*

Pues bien, la plata preparada con este método no es útil como remedio. Las partículas de plata que se desprenden de los electrodos son demasiado grandes y no pueden pasar a la circulación sanguínea, por lo menos la mayor parte de ellas, con lo cual no cumplen con su función. En efecto, cuando se analiza con el tester, esa plata dará un número correcto de partes por millón, ya que el tester analiza y detecta la presencia de cuerpos extraños en el agua, no su idoneidad. Por ello, la plata rápida no tiene utilidad terapéutica, o la que tiene es escasa. Y no hay que olvidar el riesgo de manipular esos niveles de corriente eléctrica.

Y hablo de la plata coloidal empleada para curar un resfriado, una gastritis o una infección de orina. En esos casos, el efecto será muy limitado, pero se supone que algo hará. No quiero ni pensar en lo que pasaría si esa plata se usara para curar una conjuntivitis o una inflamación ocular. En esos casos, el daño sería mucho mayor, porque las partículas excesivamente grandes de plata podrían llegar a causar lesiones en el ojo y, en todo caso, se depositarían como residuos en el globo ocular.

Otro modo de elaborar plata «coloidal» rápida consiste en añadir al agua nanopartículas de plata en polvo (en algunos casos, esa plata en polvo procede de China). A menudo, esos productos de plata coloidal contienen también un conservante para evitar que la plata se deposite en el fondo, y se venden en envases de plástico, que, muchas veces, en contacto con el líquido, emiten ftalatos. Su fabricación es sencilla: son suficientes 15 g de plata en polvo disuelta en mil litros de agua destilada para conseguir mil litros de plata «coloidal» a 15 ppm. Y estos preparados, a menudo, se venden incluso en las farmacias, aunque, todo hay que decirlo, no están recomendados para uso interno. Y, en todo caso, no es plata coloidal, sino una disolución de plata.

Por todo lo expuesto, cuando se compra plata coloidal, habría que averiguar varias cosas:

— ¿Cómo se ha elaborado?
— Si es plata de fabricación lenta, hay que asegurarse de que no contenga «conservantes». La plata coloidal no necesita conservantes, y si la que estamos comprando los menciona, o si dice que se ha de conservar en la nevera, hay que sospechar.
— Si, por el contrario, es plata elaborada con el método de la alta tensión, igualmente tendremos que renunciar a ella por los problemas intrínsecos de ese tipo de fabricación.
— Ha de indicar las partes por millón, y habrá que averiguar que sean correctas: unas pocas partes de diferencia no son importantes, pero pasar de 120 a 11, o de 1000 a 22 es sospechoso.
— Se debe comprobar el color: ha de ser entre un ámbar muy claro y un color ligeramente dorado. Colores más oscuros, que a veces llegan a ser marrones casi negros, son sospechosos: o el coloide ha estado expuesto a la luz y se ha oxidado, o tiene una concentración de plata muy elevada, y entonces hay un problema con lo que indica la etiqueta. En ninguno de los dos casos es una plata buena para ser utilizada, por lo que es mejor no adquirirla.

Es evidente que cuando vamos a la farmacia a comprar un remedio, no ponemos tantos problemas: se sobreentiende que el laboratorio lo ha fabricado siguiendo unas normas que, en principio, deberían de responder a las establecidas por la legislación para ese tipo de producto. Pero en el caso de la plata coloidal, por lo menos en España, esto no es así. No hay control y, por consiguiente, las normas de fabricación se las hace cada uno a su medida; véase, si no, la famosa plata que indica 120 ppm cuando en realidad sólo contiene 11. Por lo menos, eso es lo que contenía el frasquito que yo compré tiempo atrás en una farmacia.

CAPÍTULO V

Uso de la plata coloidal en la actualidad

Plata coloidal frente a plata iónica

Hemos de distinguir la plata en forma coloidal de la plata en forma iónica, que es como se presenta gran parte de la plata producida en la actualidad. La plata coloidal consiste en nanopartículas de plata en suspensión en agua destilada. Por otra parte, la plata iónica consiste en iones de plata disueltos en agua destilada. La plata iónica es el cloruro de plata. Y no es que el cloruro de plata no actúe como antibiótico, que sí lo hace, pero entonces ya no es plata coloidal, y las partículas de plata pueden ser demasiado grandes y empezar a aglomerarse, produciendo microclusters, con lo que se convierte entonces en un metal «pesado», perjudicial para el cuerpo, que no lo puede asimilar, y de difícil eliminación.

Estas partículas tienen varios inconvenientes, en el sentido de que a causa de su tamaño no pueden alcanzar determinados patógenos causantes de la enfermedad. También se vuelven más difíciles de eliminar del cuerpo por parte del sistema de eliminación natural, por lo que aumenta el riesgo de desarrollar argiria.

Hemos dicho que la plata coloidal se debe producir con agua bidestilada. También se podría hacer con agua de ósmosis inversa. En ese caso, antes de iniciar el proceso, habría que establecer si hay alguna ppm, para poder tenerla en cuenta en el momento de establecer las ppm definitivas. Asimismo, en ese caso, sería aprovechable como remedio para uso interno. Pero, si lo que queremos es aprovechar las virtudes de la plata para regar las plantas, podemos elaborar el preparado con agua del grifo, pero el resultado será cloruro de plata a causa del contenido de sal del agua. Y lo mismo sucederá si utilizamos agua de manantial: obtendremos cloruro de plata a causa del ligero contenido en sal en el agua.

De todos modos, cuando hacemos plata coloidal con aguas que no son destiladas, tenemos dificultad para medir las partes por millón, porque ¿cuál era la medición antes de preparar el coloide? Evidentemente, existe la opción de medir el agua antes de introducir los electrodos y, luego, una vez hecho el coloide, tener en cuenta ese dato para establecer las ppm del producto final. En todo caso, si esa plata coloidal se va a utilizar para unas plantas, tampoco será importante ajustar mucho las ppm, aunque tampoco tiene sentido pasarse, ya que estaremos consumiendo nuestros electrodos sin necesidad de ello.

Los antibióticos

Y ¿por qué emplear plata coloidal si disponemos de todo un arsenal de antibióticos? se preguntará más de uno. La respuesta es sencilla: para empezar, los antibióticos tienen un gran número de efectos secundarios, como, por ejemplo, el factor de acumulación en el organismo, su capacidad limitada de actuar en los gérmenes (ya que cada uno de ellos puede actuar sobre un máximo de seis, mientras que la plata coloidal puede matar hasta 650 gérmenes patógenos diferentes), además de que los antibióticos tienden a suprimir los síntomas, con lo cual el médico no sabe qué hacer. Y no hay que olvidar que los gérmenes, ya sean bacterias o virus, para defenderse crean nuevas cepas contra las cuales esos antibióticos no pueden actuar. Y ése es el problema: hay bacterias muy peligrosas que se han vuelto multirresistentes a los antibióticos, como, por ejemplo, los pneumococos, *Staphylococcus aureus*, *Enterococcus faecium*, *Escherichia coli*, *Helycobacter pylori*, o el bacilo de Koch de la tuberculosis. Esto hace temer que, en un futuro próximo, los enfermos mueran porque ya no habrá medios para vencer unas infecciones que, en el pasado, se curaban fácilmente. Hay bacterias que, se dice, incluso se alimentan de los propios antibióticos.

Los antibióticos acostumbran a facilitar el desarrollo de hongos y mohos, para los cuales luego se necesitará la plata coloidal para eliminarlos; entonces, sería más inteligente tomar plata coloidal ya desde el inicio para evitar esas desagradables complicaciones.

Es frecuente empezar con un antibiótico, pero, para proteger las paredes del estómago, es necesario ingerir un protector, por ejemplo, Omeprazol, que tiene sus efectos secundarios propios, y ahí empieza un camino que no acaba, porque luego hay que suministrar otro medicamento para corregir los efectos del primero y no se acaba nunca.

Las bacterias pueden ser patógenas, es decir, pueden causar enfermedad, o beneficiosas, como las que forman la microbiota intestinal, por ejemplo. En nuestro organismo hay billones, o incluso trillones, de bacterias buenas y malas, y de su equilibrio depende nuestro estado de salud. Y una manera de ayudar a nuestra microbiota es mejorando nuestro sistema inmunitario. Una vez, Eli Lilly, el dueño de la compañía farmacéutica Lilly, dijo que «un medicamento sin efectos tóxicos no es un medicamento. Todos los medicamentos han de ser considerados sospechosos».

Y ésta es una de las razones para utilizar la plata coloidal. Porque es segura, no tiene efectos secundarios, elimina virus, bacterias y hongos sus mutaciones. Porque la puede tomar cualquiera, desde un recién nacido hasta un adulto o una persona mayor. La puede tomar una mujer embarazada y una mujer lactante. Y todo sin efectos secundarios. Y, por si eso fuera poco, también se puede usar con los animales de compañía, tanto gatos, perros o pájaros, poniéndoles unas gotas en la comida, según el tamaño y el peso del animal. Entiendo que también ha de funcionar con otro tipo de animales más grandes, aunque nunca lo he intentado: hace muchos años tuve un cocodrilo en el jardín, pero entonces yo no conocía la plata coloidal, y, en todo caso, el cocodrilo nunca se ponía enfermo, así que no sé si habría servido.

La plata coloidal y las enfermedades

Me preguntan: «¿Qué enfermedades se pueden curar con la plata coloidal?». Y la respuesta no es fácil, porque cada autor dice una cosa diferente. Rebuscando para documentarme y ver qué proponen, he encontrado lo siguiente:

1. Según Mark Metcalf, con la plata coloidal se podría curar:
   - problemas intestinales;
   - problemas renales;
   - sífilis;
   - cólera;
   - malaria;

- diabetes;
- úlceras diabéticas;
- cáncer;
- fatiga crónica;
- quemaduras graves;
- eliminar cepas de microbios, virus, hongos, bacterias patógenas o cualquier otro organismo unicelular resistente a los antibióticos.
- en realidad, toda enfermedad derivada de la presencia de virus, bacterias u hongos, incluyendo cánceres de este tipo.

Según Mark Metcalf, en los casos más graves, los pacientes habían estado tomando hasta dos vasos diarios de 16 onzas de plata coloidal con una concentración de 10 ppm, y, a veces, los resultados eran muy rápidos, de dos días a dos semanas.

Según el Dr. Bjorn Nordstrom, del Instituto Karolinska de Suecia, él ha utilizado la plata coloidal durante muchos años en sus tratamientos contra el cáncer con pacientes a los que otros médicos habían dado por perdidos, y tuvieron una rápida remisión gracias a la plata coloidal.

En otro autor,[12] encontramos una lista de los problemas que se pueden solucionar empleando plata coloidal. Menciona su uso en la medicina tradicional china

---

12. D. L. Coburn y P. D. Dignan, *The Wonders of Colloidal Silver.*

contra las infecciones y en la medicina ayurvédica para mejorar la energía, mientras que en la medicina antroposófica se utiliza como desinfectante, como ayuda para el cerebro y en los problemas de reproducción de las mujeres, para el sistema circulatorio y en los procesos infecciosos y las fiebres.

En cuanto a la homeopatía, ésta usa la plata para el dolor de cabeza, la ronquera, los dolores neurálgicos y articulares, la congestión de la tráquea, los problemas cerebrales y de los senos, y la pérdida de control y del equilibrio. En cuanto a la cirugía, se usa bajo forma de placas y pernos para reparar los huesos rotos y las articulaciones, a veces como alternativa al titanio.

Por otra parte, el *British Medical Journal*, en su número de diciembre de 1917, afirma que la plata coloidal se ha demostrado útil para restablecer la capacidad de las trompas de Eustaquio y para curar el catarro nasofaríngeo, así como para tratar con éxito la periodontitis, la tonsilitis, el síndrome de Ménière, el herpes zóster, la tos ferina, la septicemia, la leucorrea y la cistitis. Más tarde, en febrero de 1918, T. H. Anderson Wells explicaba en *The Lancet* que la plata coloidal había sido empleada en inyecciones intravenosas para tratar con éxito la septicemia puerperal, sin causar irritación en los riñones ni que apareciera la temida argiria.

El Dr. Carl Anderson, de la Universidad de Utah, había utilizado la plata coloidal en numerosas pruebas, y la prescribía a sus pacientes que presentaban problemas de próstata.

En cuanto a mi experiencia personal, diré que la plata coloidal es insustituible en el tratamiento de gripes y resfriados, en los problemas de estómago y de riñón y en los problemas intestinales. Sirve para las infecciones de la boca y de los oídos, así como para tratar heridas, granos, fiebres. A 5 ppm se emplea en las conjuntivitis y diversas infecciones del ojo. Según el Dr. Robert O. Becker,[13] la plata coloidal es capaz de revertir las células cancerígenas y devolverlas a la normalidad. También el Dr. Bjorn Nordstrom,[14] del Instituto Karolinska de Suecia, durante muchos años utilizó la plata coloidal en su método de cura del cáncer. En su método, el Dr. Nordstrom introducía unos alambres de plata, conectados a una débil carga eléctrica, en la zona afectada por el cáncer, y esto destruía las células cancerosas.

Yo no diré tanto, porque no tengo esa experiencia, pero tampoco tengo ninguna razón para dudar de lo que dicen personas tan solventes como el Dr. Robert O. Becker y el Dr. Bjorn Nordtrom.

Ya se ha hablado de la plata coloidal empleada en inyecciones intravenosas: está claro que quien no sea médico debería limitarse a usar la plata, ya sea por vía oral o en uso tópico, y dejar las inyecciones a los profesionales que están autorizados y capacitados para ello.

En cuanto a las dosis, hay mucha confusión sobre las cantidades que se han de utilizar. He visto libros donde

---

13. Fallecido en 2008.
14. No he sido capaz de encontrar el año del fallecimiento de este científico.

se habla de dosis a base de onzas (+/– 30 ml) tomadas varias veces al día. Esto me parece una exageración. No quiero decir que *nunca* se tengan que emplear esas dosis: quizá en algún momento sean necesarias si un médico, o un terapeuta especializado, así lo considera. Pero para las situaciones ordinarias, una cucharadita de postre (5 ml) de plata coloidal a 10 ppm como dosis habitual es más que suficiente. Si se trata de una conjuntivitis, la aplicación será en gotas, y a 5 ppm será la dosificación adecuada. En esos casos, también será útil hacer baños de ojos, siempre con la plata a 5 ppm.

Pero repito lo que ya he dicho con anterioridad: *más no siempre es mejor.*

CAPÍTULO VI

Seguridad de la plata coloidal

Alergias

Según me dicen, desde el año 2010, la legislación europea prohíbe que la plata coloidal se utilice para uso interno. No sé bien el porqué de esta decisión, cuando la plata coloidal se ha venido utilizando durante siglos, sobre todo en épocas de grandes epidemias, y ha sido la salvación de mucha gente. Es sabido que las personas adineradas empleaban la plata en las vajillas y cuberterías: platos, vasos, cubiertos, todo era de plata, y su uso continuado protegía a la gente de las enfermedades.

Sin embargo, a pesar de esta prohibición, la plata está autorizada como colorante alimentario (E174) y, por consiguiente, no se puede considerar un elemento peligroso. No obstante, se la acusa de poder provocar argiria. Y en países como la India se utilizan finas láminas de plata para decorar la repostería, láminas que luego la gente se come junto con el pastel donde hayan sido colocadas.

Efectivamente, la plata coloidal puede tener efectos secundarios, como, por ejemplo, reacciones alérgicas, pero he de confesar que jamás he tenido noticia de ninguna. Claro está que, si una persona es alérgica a la plata, debe abstenerse de utilizar plata coloidal; sin embargo, las alergias causadas por el uso de joyería de plata, en mi opinión, no dependen tanto de la plata como de los metales que acompañan a la plata, es decir, las aleaciones, como, por ejemplo, el níquel, el cobre y el zinc. Y, en ese caso, no debería existir ninguna reacción por el empleo de la plata coloidal como remedio, ya que ésta está hecha con plata pura al 99,99 %. Una alergia a la plata coloidal también podría indicar que, para hacer el coloide, se han utilizado unos electrodos de plata no del todo pura, y eso podría ser muy grave. He de decir, de todos modos, que nunca he visto una reacción alérgica a la plata coloidal.

También puede producir diarrea en los casos en que la persona haya tomado cantidades excesivas del producto, o también como crisis de curación. La solución es sencilla: en el primer caso, se deja de tomar y el problema rápidamente desaparecerá. En el segundo caso, por el contrario, yo sugiero de seguir tomando la plata hasta la curación completa, ignorando la diarrea.

Otra vez la argiria

El efecto secundario que sí podría ser serio sería la argiria, de la cual ya hemos hablado con anterioridad. Pero esta condición hace tiempo que ya no está de moda, en el sentido de que sólo hablan de ella aquellos que quieren desprestigiar el producto por razones que nada tienen que ver con la salud. Los demás ya ni nos acordamos de ella. Porque, por más plata coloidal que se consuma, difícilmente se llegará a desarrollar argiria. Éste había sido un problema en el pasado, cuando, en muchos casos, lo que se administraba a los enfermos no era plata coloidal: era nitrato de plata diluido, remedios de calidad inferior o plata coloidal obtenida por el método de la molturación del metal, utilizada durante largos períodos de tiempo (y que no era plata coloidal). Pero la plata coloidal elaborada y tomada correctamente no puede producir argiria.

Uso de la plata coloidal

Este remedio ha sido usado en medicina bajo distintas formas:

– por vía oral;
– en aplicación tópica;
– inyectado en la vagina;
– en el recto;

- por vía intravenosa e intramuscular;
- para hacer gárgaras;
- bajo la forma de gotas para los ojos y los oídos;
- para hacer baños oculares;
- para vaporizar e inhalar para las infecciones de las vías respiratorias.

Es un remedio seguro y no existe riesgo de sobredosis: lo que se tome o aplique en exceso sencillamente se perderá sin perjudicar al enfermo.

Tampoco hay que dejarse llevar por aquellos que dicen que hay que utilizar una concentración de partículas más elevada. Lo que hay que hacer es mejorar el sistema inmunitario, que en estos tiempos de grave contaminación del aire y de las tierras se está debilitando y quedando exhausto a causa de una alimentación deficitaria por el uso exagerado de pesticidas tóxicos, de fertilizantes químicos, por lo que llega con el aire emitido por las estelas químicas, con las que nos rocían día sí y otro también, y por unos vegetales modificados genéticamente que son sólo la sombra de lo que debieran ser.

Por encima de las 10-15 ppm ya no se gana nada. Como he explicado en otro capítulo, yo me salvé de tener que renunciar a coger un vuelo ya previsto gracias a unas pocas gotas de plata coloidal a 5 ppm.

Con un sistema inmunitario como el nuestro, y sin una alimentación adecuada, sólo podemos ser víctimas de todas las enfermedades, de todos los virus y bacterias que andan por ahí, y de todos los remedios que nos sirven en bandeja de plata para que enfermemos más. Cada remedio, ya sea para el corazón, el estómago o el hígado, o para lo que sea, lleva su flecha envenenada, ya que curará una cosa (si es que la cura), pero desarreglará otras, y así estaremos metidos en un círculo vicioso sin fin de enfermedad – remedios – enfermedad... La única solución es que la medicina se salga de esa absurda postura de rechazo a la medicina natural y que empiece a tratar a los pacientes con sentido común, que estudie esos remedios que rechaza sin más y que vea por qué hay tanta gente que los está usando y se está curando.

Ha dicho un médico de nuestros días que «la medicina del futuro será natural, o no será». Y lo que ahora se llama con cierto desdén «medicina alternativa» será en un futuro no muy lejano la medicina oficial y aceptada. De hecho, la verdadera medicina es la natural, la que ahora llaman «alternativa», cuando en realidad ésta es la medicina original. En efecto, los médicos se han vuelto recetadores de cajitas de colores con productos recomendados por los laboratorios farmacéuticos, sin tan siquiera poner en discusión lo que afirman, sin pararse a analizar por qué a los pacientes les arreglan una cosa y les desarreglan tres... Ya no son los tiempos en que los médicos tenían «ojo clínico», y sabían más por intuición y experiencia que por lo que habían aprendido en los libros, que eran capaces de rechazar unos productos si veían que no cumplían lo que prometían, que experimentaban, que estaban abiertos a las cosas nuevas, que no rechazaban las viejas por ser viejas si seguían teniendo utilidad.

Esos médicos empleaban la plata coloidal, mientras que ahora se rechaza como «cosa de viejas» («¡Cómo vamos a utilizar eso con los fantásticos antibióticos que nos proporcionan los laboratorios!»). Y los enfermos se están muriendo porque los antibióticos ya no cumplen con su función, porque las bacterias se han vuelto resistentes… ¿Y la plata coloidal? Bien, gracias.

Con esto lo que quiero decir es que cada uno se ha de responsabilizar de su salud, que no se puede dejar todo en manos de los médicos, que tenemos que formarnos, hemos de rememorar lo que hacían nuestros abuelos, recuperar las viejas técnicas, las tradiciones, los remedios del pasado. ¿Escuchar a los médicos? Sí, claro que sí, pero sabiendo de qué estamos hablando, no aceptar pasivamente lo que nos proponen. Yo creo que, pasado un tiempo, incluso ellos se sentirán agradecidos por esta colaboración del paciente.

CAPÍTULO VII

Los coloides

El término «coloide» fue utilizado por primera vez en 1862 por el químico inglés Thomas Graham. «Graham consideraba coloides todos los materiales que cristalizan fácilmente y tienen la función vital de filtrarse sin dificultad a través de las membranas animales, contrariamente a lo que sucede con las masas amorfas que no se filtran fácilmente, o para nada, en las membranas animales, y por consiguiente no se pueden asimilar».[15] Ya con anterioridad se habían investigado los coloides y, en 1857, Michael Faraday produjo el primer oro coloidal.

Un coloide es un sistema en el cual una sustancia (en nuestro caso la plata) se divide en minúsculas partículas llamadas *partículas coloidales*, produciéndose una *dispersión* y *suspensión* en una segunda sustancia, en este caso

---

15. Dr. Melchior Dikkers, *The Story of Trace Minerals*.

una solución de agua pura bidestilada y desionizada, sin ligarse con moléculas disolventes. Las partículas coloidales actúan como *semillas de energía* que flotan en la solución líquida a pesar del tirón de la gravedad. Consisten en pequeños agregados de átomos llamados microrracimos (microclusters en inglés). Las partículas cargadas eléctricamente, de manera uniforme, les confieren un *poder catalítico* que produce una fuerte actividad química, desproporcionada con el volumen de materia en cuestión, según explica Leonard Keene Hirschberg, A. M. M. D. en la Universidad John Hopkins. Afirma que «sólo los coloides eléctricos de metales muestran la necesaria homogeneidad (distribución uniforme), pequeño tamaño de los gránulos, pureza y estabilidad» para unos máximos beneficios terapéuticos para la salud. Y añade: «Hablando en general, los metales coloidales son especialmente notables por su acción beneficiosa en los estados infecciosos».[16]

Los coloides tienen tres características básicas:

— son heterogéneos (consisten en ingredientes diferentes, por ejemplo, plata y agua);
— son multifásicos (han de tener más de una fase, por ejemplo: gas / líquido, sólido / líquido, etc.);
— son insolubles (las partículas no se han de disolver en la solución o suspensión).

---

16. En *The Wonders of Colloidal Silver*, de Dhyana L. Coburn y Patrick D. Dignan.

La razón por la cual decimos que la plata coloidal de calidad es de producción lenta es porque cuanto más lenta es la elaboración, más pequeñas serán las partículas y, por consiguiente, más estable será el producto, más activo y se mantendrá más tiempo en suspensión. Si se añade un estabilizante a la solución, éste inhibirá la energía. Además, la luz del sol, el frío, los campos magnéticos y el tiempo transcurrido harán que la plata pierda su carga y se deposite en el fondo o se pegue a los lados del contenedor. Esto hará que la solución sea menos potente, o incluso que se vuelva inerte.

Los distintos tipos de plata coloidal

Como hemos dicho, existen tres métodos para hacer plata coloidal:

- Eléctrico: proceso lento.
            proceso rápido.
- Químico.
- Molturación.

De los tres, el más seguido y que proporciona un producto de calidad superior es el eléctrico lento. Con el método de la *electrólisis*, se produce el mayor número de partículas y de menor tamaño; además se generan muy pocos «copos» residuales de plata, difíciles de detectar. Con esta fórmula, el resultado será una plata coloidal de un color dorado claro, que no necesitará estabilizantes artificiales ni productos químicos o aditivos para mantener el coloide estable. Tendremos, pues, una plata coloidal de calidad superior.

Del método eléctrico rápido, es decir, por descarga eléctrica de alto voltaje, ya hemos hablado, y volveré a decir lo que ya dije: sigue siendo un coloide, pero esa plata coloidal no tiene un efecto tan contundente como la plata lenta. Y, además, no se habría de utilizar para los ojos.

En cuanto al método químico, éste ha estado en uso desde 1860, y su producción se basa en el empleo del ácido nítrico, que es altamente tóxico e imposible de poder eliminar. Produce microrracimos (microclusters) de mayor tamaño, con menos partículas de plata y más copos residuales. Este tipo de plata coloidal se podrá utilizar externamente, pero se desaconseja su empleo interno. Su color tenderá a ser más oscuro, o incluso puede llegar a ser negro. Esto será indicativo de una plata coloidal oxidada, o sea, de calidad inferior, y, tal vez, contenga algún estabilizante, ya sea químico u orgánico.

El tercer método estuvo en uso entre los años 1920 y 1938. La plata se molturaba, ya sea con discos de porcelana, con bolas de acero, o por aerodispersión. Esto dejaba unas partículas tan grandes que se separaban del líquido y se depositaban en el fondo del envase. De esta manera perdían su valor como remedio, aparte del hecho de que ya no se trataba de un coloide. Para superar este escollo, los fabricantes añadían un estabilizante artificial, que podía ser una proteína, o gelatina, o gel de aloe vera, o incluso un elemento químico como el EDTA. Estos aditivos podían alargar la vida del producto, pero tenían el inconveniente de bloquear los efectos beneficiosos de la plata coloidal. Considerando lo fácil y económico que resulta una fabricación correcta de la plata coloidal, de verdad que no vale la pena inventarse este tipo de chapuzas.[17]

Había otros dos métodos de preparar la plata, ahora considerados obsoletos. Uno, en uso en 1910, utilizaba *energía radiante;* luego, en 1921, se empleó *ondas ultrasónicas.* También se usó un método llamado «líquido» (1910), que consistía en hervir una moneda de plata durante un tiempo considerable. Esto hacía que la plata liberara algunas partículas en el agua, que, en contacto con la carga eléctrica de la piel, producían algún efecto beneficioso, y esto, en algunos casos, podía ser útil. Sin embargo, no se debía beber esa agua, ya que las monedas de plata no están hechas de plata pura, sino que contienen otros metales en su aleación.

---

17. El EDTA (ácido etilenodiaminatetraacético) es un quelante que se utiliza para capturar los metales pesados que puedan encontrarse en el cuerpo. Es difícil de eliminar y es perjudicial para el hígado y los riñones. En la industria cosmética se usa como conservante. En los alimentos es el aditivo E-385, muy peligroso y que debería evitarse.

CAPÍTULO VIII

Otros coloides

Además de con la plata, se puede hacer coloides también con otros metales. En 1987 se celebró, en Estados Unidos, la Primera Conferencia Internacional sobre el Oro y la Plata en Medicina, y ambos metales mostraron efectividad clínica para tratar problemas médicos.

En la antigüedad, en Egipto y en China, se utilizó el oro para tratar problemas médicos, sobre todo de la piel. No se trataba de un coloide, sino de una preparación hecha a base de oro y *aqua regia* (una combinación de ácido hidroclórico y ácido nítrico). El resultado era un producto muy tóxico, por lo que su empleo estaba limitado a tratamientos tópicos, para problemas como la lepra, el lupus y otros. Sin embargo, con el progreso de la medicina, estos usos acabaron por ser abandonados. Se sigue utilizando el oro para uso interno, en grageas que pueden contener hasta el 29 % de oro, para el tratamiento de la artritis reumatoide. También se ha empleado en inyecciones intramusculares, pero se han producido muchas reacciones negativas, siendo una de ellas la toxicidad de las sales de oro, y la otra, el hecho de que, a pesar de una mejoría evidente al principio, pasado un tiempo, los pacientes vuelven a tener los mismos síntomas.

El oro coloidal

Pero lo que aquí nos interesa es el oro coloidal. Éste se produce de la misma manera que la plata coloidal, con idéntico sistema, pero utilizando varillas de oro puro en lugar de las de plata pura. Sin embargo, hay que tener presente que no tiene las mismas características que la plata coloidal. De hecho, no tiene el efecto germicida que ofrece la plata coloidal.

Sus características son más bien de tipo psicológico: favorece la vitalidad, tiene un efecto euforizante de bienestar, estimula las funciones reparadoras del cuerpo y mejora las defensas naturales contra la enfermedad. Incluso se dice que favorece la longevidad y promueve la salud física y emocional.

Su elaboración es sencilla. Se hace de la misma manera que la plata coloidal: si se dispone del aparato para preparar plata coloidal, también se puede elaborar oro coloidal. La única diferencia, evidentemente, serán los electrodos, que habrán de ser de oro puro.

Hace años, al iniciarme con la plata, quise probar a hacer también oro coloidal. Como tenía el equipo, lo único que necesitaba eran unos electrodos de oro puro, que un joyero de confianza me realizó. Así pues, puse en marcha la operación, pero algo falló. Por más que alargué la operación, después de cuatro horas, lo único que conseguí fue un coloide a 4 ppm. De todos modos no me desanimé. Sabiendo que los efectos eran de tipo psicológico y emocional, di un frasquito del coloide a personas que pensé que podrían beneficiarse, con la única condición de que lo tomaran y me informaran de los resultados. Esto pasó hace años, y aún estoy esperando que me digan si les fue bien, los animó, no sirvió para nada, si lo tomaron o si no saben dónde está. Nada.

Esto me ha enseñado a no ofrecer cosas (sobre todo, valiosas) gratis a personas que no están preparadas para apreciarlas y aprovecharlas.

Después de aquel experimento, no he vuelto a hacer oro coloidal, a pesar de que aún guardo los electrodos de oro. Me desanimé, y como, en realidad, yo, personalmente, no lo he necesitado, he preferido dejar las cosas como están. De todos modos he querido mencionar aquí la posibilidad de hacer oro coloidal, por si alguien quiere probarlo.

Hay bastante bibliografía sobre el uso del oro coloidal y sus efectos, ya sea internos o externos, aunque he de decir que es eso, bibliografía. No puedo dar fe de ninguno de ellos porque yo nunca lo he probado. Algunos autores le atribuyen utilidad para muchos problemas: alcoholismo, artritis, problemas cerebrales, cáncer, depresión, miedo, problemas digestivos, etc.[18] A mí, personalmente, me cuesta creerlo.

Algunos fabricantes ofrecen combinaciones de oro y plata, u oro, plata y platino. Algunos contienen agua oxigenada en su fórmula, y, otros, aloe vera. Habría que ser cautos antes de experimentar.

El cobre coloidal

También existe el cobre coloidal. La carencia de cobre puede dar como resultado el cabello gris, una piel que se arruga, varices y una piel que ha perdido su tono y cuelga. Según algunos autores, tomando cobre coloidal, el cabello podría recuperar su color, y la piel, la elasticidad de sus fibras. Se le atribuye también la capacidad de limpiar las arterias, mejorar el estado de la sangre y eliminar los parásitos que pueda haber en el cuerpo.[19] Sin embargo, la investigación sobre el cobre coloidal está aún en sus inicios y habría que ser prudentes, entre otras cosas porque el cobre en sí es tóxico, y no veo que preparándolo como coloide esa toxicidad desaparezca. En el caso de otros metales que no sea plata, es recomendable recurrir a los oligoelementos que cumplen su función perfectamente, o a la homeopatía.

18. *The Wonders of Colloidal Silver*, Dhyana L. Coburn y Patrick D. Dignam.
19. *Ibidem.*

Se habla también de hacer coloides con iridio, rodio y otros minerales, que, en efecto, son necesarios para el correcto funcionamiento del organismo y contribuyen a una buena asimilación de las vitaminas. Pero como he dicho, la investigación está todavía en sus inicios y hay que ser muy cautos porque estos coloides a menudo contienen niveles elevados de mercurio. Yo, excepto la plata coloidal y el oro coloidal, no experimentaría con otros coloides. En todo caso, esos minerales se pueden asumir bajo la forma de oligoelementos, que se han probado durante años, o en cápsulas, preparados por laboratorios reconocidos.

Antes de cerrar este capítulo, me gustaría incluir algunos casos que son interesantes y muy indicativos de lo que se puede conseguir con la plata coloidal.

Los casos de gripe y resfriados curados rápidamente en pocas horas son tan comunes que no vale la pena mencionarlos. Lo que sí vale la pena mencionar es una paciente que tenía desde hacía meses un herpes zóster que le causaba mucha incomodidad y dolor. Le había aparecido en el lado izquierdo del torso, con hormigueo, dolor y una sucesión de ampollas, que cuando se rompían dejaban como resultado una costra. Llevaba tiempo así, y estaba cansada de los antibióticos y las pomadas que le recetaban, que no le producían ningún alivio.

Entonces se enteró de la existencia de la plata coloidal y decidió probarla. Total, no iba a perder nada y, quizá, con un poco de suerte, se curaría. Empezó tomando la plata con una frecuencia horaria varias veces al día durante algunos días. Como tuvo la sensación de que mejoraba, los picores no eran tan intensos y las ampollas parecían disminuir, decidió aplicarse unos apósitos empapados en plata sobre la zona afectada. Cambiaba los apósitos varias veces al día, y, al comprobar que el herpes estaba en regresión, había recobrado la alegría y la esperanza de una curación. Efectivamente, al mes de iniciar el tratamiento ya no quedaba nada del herpes zóster, excepto unas pequeñas manchas rosadas en la zona donde las ampollas habían sido más persistentes.

Otro caso que me impactó fue el de un niño de cinco años. Llevaba ya varios meses (en realidad todo el invierno) con tos y fiebre, a veces más alta y otras menos. Su madre ya no sabía qué hacer y estaba cansada de la azitromicina[20] que tenía que darle cada día, sin resultados. Cuando la tos era más persistente, los mocos no le dejaban respirar, y, por la noche, se ahogaba. La salud del niño se deterioraba y perdía peso. La madre conocía la plata coloidal, pero le habían metido tanto miedo sobre sus efectos negativos que no se atrevía a dársela al niño. Por último, desesperada por la falta de resultados de los tratamientos alopáticos, buscó a alguien que pudiera aconsejarla y empezó a medicar a su hijo con la plata coloidal. La sorpresa fue ver cómo

---

20. Según las instrucciones del propio fabricante, la azitromicina no debería tomarse durante más de cinco días seguidos.

en dos días cesaba la tos y la mucosidad, y cómo, a los pocos días, el niño estaba libre del todo y recuperaba el apetito y las ganas de jugar.

No quiero sobrecargar este capítulo con muchas historias maravillosas por el riesgo de que, finalmente, acaben por no creerme, pero añadiré la última, una sola, que afectó a alguien de mi familia.

En este caso se trataba de una prostatitis con infección de la vejiga y de la uretra, asimismo tratada con antibióticos de los más fuertes (Baycip) y que no remitía. El paciente tenía ya el estómago y los riñones destrozados por tanto antibiótico, y no veía cuándo se iba a acabar el problema.

Por fin, harto de la situación, y considerando que había dado ya un margen suficiente para que el tratamiento funcionara, decidió tomar la situación en sus manos. Cogió, pues, un frasco de plata coloidal y llenó una jeringa con el líquido. Luego, con mucho cuidado, se introdujo un catéter en la uretra hasta la vejiga, donde vació la plata coloidal. En menos de una hora, la infección había desaparecido, junto con la inflamación y el dolor. Lo que no desapareció con tanta rapidez fueron los destrozos causados en todo el sistema digestivo, y tardó años en recuperarse en parte de los problemas provocados por el Baycip.

Evidentemente, conozco muchas historias como ésta, pero no tiene sentido seguir contándolas. Lo mejor es que cada uno pruebe y experimente. No hará falta más, ya que todo el que prueba la plata coloidal se convierte en su devoto admirador y la incorpora a su botiquín personal para no abandonarla jamás. Conozco a varias personas que así lo han hecho, y, por último, cuando es una cuestión de bichos, ya sea virus, bacterias, hongos o infecciones, de mayor o menor envergadura, ya sólo recurren a la plata coloidal. Algunos se han comprado, o han construido ellos mismos, un aparato para poder preparar la plata y tener siempre al alcance de la mano este remedio, el *antibiótico olvidado*, el antibiótico que vence a todos los antibióticos del mercado.

Pero voy a contar un caso más, y no se trata de un ser humano, sino de un perro. El veterinario le había diagnosticado un parvovirus y le había dicho a su dueña que se despidiera de él, porque contra eso no existía ningún remedio. Aconsejada por su hija, la señora empezó a darle plata coloidal... La sorpresa se la llevó al día siguiente el veterinario al verla llegar con el perro plenamente restablecido.

Da mucha rabia ver cómo los ignorantes, los que no saben (que eso quiere decir ignorante) y los que no quieren saber rechazan e intentan desprestigiar este remedio tan poderoso que podría salvar muchas vidas si se le diera la oportunidad. Pero los intereses económicos y la ignorancia intentan privar a la población de sus beneficios.

¡Qué pena! Como dije al principio, hay sólo una cosa que la plata coloidal no puede curar: la ignorancia.

CAPÍTULO IX

Conclusiones

Si después de haber leído todo lo que antecede, nos animamos y decidimos que vamos a hacer plata coloidal, que vamos a experimentar, lo primero que tendremos que hacer es reunir todos los elementos necesarios:

1. En primer lugar necesitaremos el aparato. Es cierto que se puede construir con pocos elementos, pero yo sugiero siempre que se compre un aparato ya listo, puesto que nos dará más confianza y unos resultados constantes.

2. Lo siguiente será conseguir los electrodos de plata pura. Se pueden encargar a un joyero (a un artesano, no a un vendedor de joyas) de absoluta confianza para que los electrodos sean en verdad de plata pura y no de plata contaminada con restos de cualquier aleación. Yo acostumbro a comprarle la granalla de plata pura a un proveedor autorizado, que después

le entrego a mi joyero de confianza para que me prepare los electrodos. Éste sabe para qué van a servir esos electrodos, y, por consiguiente, es muy cuidadoso para que no se produzca ninguna contaminación del metal. Incluso, y para más seguridad, tiene un crisol que utiliza exclusivamente para mí, y eso me da una gran confianza.

3. A continuación nos habremos de proveer de un agua destilada (o, mejor aún, bidestilada) de calidad. De la calidad del agua y de la pureza de la plata depende en gran medida el resultado de la preparación de la plata coloidal. El agua habrá de ser apta para la preparación de fórmulas magistrales; no puede ser cualquier agua destilada de las que se usan para planchar.

4. También conseguiremos un tester de calidad que permita medir de 1 a 999 ppm. Cuando lo tengamos, lo primero que habremos de medir serán las ppm del agua bidestilada, que habrá de dar como resultado 0, o, como máximo, 1 ppm. Si no fuera así, habrá que buscar otra marca.

5. Después, compraremos un cazo de la medida adecuada para calentar la cantidad de agua que vamos a transformar en plata coloidal en primer lugar, además de los envases de vidrio donde se preparará el coloide y una botella de litro de color marrón o ámbar para guardar la reserva del coloide, y unos frascos más pequeños (yo los uso de 125 ml), también de color marrón o ámbar, para envasarlo. Además, se

habrán de comprar frasquitos más pequeños (de unos 15 o 20 ml con cuentagotas) para envasar la plata a 5 ppm para las gotas de los ojos. También se necesitará una jarra graduada para preparar las ppm deseadas. Todos estos accesorios habrán de ser de vidrio.

Todo lo que se apunta en este último apartado deberá ser de uso exclusivo para la operación, mantenerse siempre en las mejores condiciones de higiene y conservarse protegido en un armario cerrado.

Con todo este material ya estamos preparados para iniciar nuestra producción de plata coloidal. Quizá estemos nerviosos la primera vez que la hagamos, no nos salga bien u olvidemos alguna de las fases... No pasa nada, es cuestión de ir haciendo con paciencia hasta que consigamos los resultados deseados.

Una vez obtenido un coloide que nos dé confianza, habrá que dejarlo enfriar, testarlo para ver cuántas ppm han salido, y, una vez frío, ir añadiendo el agua destilada necesaria para tener un coloide con las ppm deseadas. Considerando que los coloides son inestables (ya he hablado de ello), acostumbro a dejar el mío sobre las 11-12 ppm, para así estar segura de que siempre habrá 10 ppm en el producto final, si éste hubiera de permanecer mucho tiempo almacenado.

En todo caso, si hace tiempo que no se usa el coloide, existe el sencillo truco de volcar el frasco un par de veces para que recupere las ppm que faltan.

Si la preparamos bien, la plata coloidal sólo nos dará satisfacciones, y, con el paso del tiempo, iremos adquiriendo confianza y experiencia, y eso redundará en los resultados conseguidos.

APÉNDICE

El oro coloidal

Durante muchos años, nadie sabía lo que era la plata coloidal. Las farmacias no la tenían ni sabían para qué servía. Como ya he dicho en el libro, a finales del siglo pasado estuve unos meses en California y, en ese tiempo, aproveché para ver lo que se hacía en el campo de la medicina natural y alternativa. Y lo cierto es que se hacían muchas cosas.

Una de ellas era la plata coloidal, y aprendí la manera de producirla, así como sus usos y utilidades en la medicina natural. Me enteré de que las mujeres del pasado en los pueblos ya tenían su manera de hacerla y conocían cómo utilizarla. Pero eso, con la llegada del *progreso*, se perdió y pasó a formar parte de aquello que se conocía despectivamente como «cosas de viejas».

Y, en efecto, eran cosas de viejas, pero esas cosas, la plata coloidal y muchos otros remedios, habían permitido que la humanidad llegara hasta el siglo XX en un estado razonable de salud, superando guerras, hambrunas, enfermedades y pandemias (estas de verdad). Y eso no era poco.

Así que me dediqué a informarme y a reunir un gran número de datos acerca de la forma de elaborarla, sus usos, lo que había y lo que no había que hacer, sus efectos...

Pero me quedaba una espinita: ¿y el oro? ¿Se podría obtener oro coloidal de la misma manera que se hacía con la plata? Lo intenté, precisamente del mismo modo, pero después de horas de «infusión», sólo conseguí un coloide con unas mínimas ppm. Intenté ofrecérselo a personas a las que podía resultarles útil por sus problemas emocionales, con la única condición de que me informaran sobre sus efectos. Nadie me dijo nada, incluso ignoro si llegaron a utilizar el producto que les di. Así es el ser humano, no es capaz de apreciar lo que le dan («Si me lo han dado es que vale muy poco»). Evidentemente, me desanimé, guardé los electrodos de oro puro que había mandado preparar y me olvidé del asunto.

Bueno, no del todo. De vez en cuando volvía a pensar en el tema, pero lo desestimaba porque no veía una solución. Sin embargo, hace unos días, encontré, primero en un boletín de medicina natural y, luego, en Internet, una información que hizo revivir mi interés, porque vi posibilidades de que aquello fuera cierto y que por fin pudiera fabricar el deseado oro coloidal. Me puse en marcha para reunir los elementos necesarios: ya tenía los electrodos de oro puro, que era lo más caro, así que, después de comentar el tema con un técnico, supe qué tenía que comprar. Costó encontrarlo, pero, por fin, tenía todos los elementos para poder hacer el oro coloidal…

* * *

Y sueño. Y si este oro coloidal resultara ser la panacea que todos buscan para poder curar esas enfermedades *que no existen*, que cuando vas al médico te dice que no es nada, que vayas al psiquiatra o que estás intentando hacerte el interesante… Pienso en enfermedades como la fibromialgia, la fatiga crónica, la úlcera de estómago (eso me pasó a mí), esas enfermedades que los médicos no saben ver, o no tienen ni idea de qué hacer, o peor aún, no tienen ganas de complicarse la vida…

¿Y si el oro coloidal fuera la clave? El oro es el metal más noble que existe: nada lo puede atacar, lo puedes llevar durante años como funda de un diente, y, cuando mueres y lo retiran, no se ha deteriorado lo más mínimo… Porque como antibiótico ya tenemos la plata coloidal. ¿Para qué necesitaríamos otro? Si hacemos oro coloidal será para otra cosa. El oro es caro, y no tiene sentido utilizarlo para hacer algo que ya existe y que es mucho más barato.

Hay que pensarlo, hay que averiguar para qué puede servir. Según algunos autores, no tiene efecto como antibiótico, y, según otros, sí. Otras opiniones le atribuyen efectos sobre el sistema nervioso, lo consideran un antiinflamatorio y que actúa contra el cansancio, el estrés y mejora el sistema inmunitario... Según Plinio el Viejo, beber oro podía curar varias enfermedades y prolongar la vida. En efecto, en la corte de Francia se bebía el oro de manera habitual con fines de belleza y para no envejecer.

En el siglo XVIII, apareció un elixir a base de oro que hacía furor en Francia y que estaba patrocinado por el general Lamotte.[21] Se trataba de unas gotas que contenían oro en su formulación secreta, además de otros componentes.

En realidad, en la actualidad, el oro se considera un oligoelemento, y se puede encontrar en las farmacias en composición con el cobre y la plata. Pero no es a este oro al que me refiero; el que atrae mi atención es el *oro coloidal*, y es éste al que estoy dedicando mi atención y mis esfuerzos.

He encontrado un sistema que estoy probando, pero que todavía no proporciona los resultados esperados. Pero sigo intentándolo, y en algún momento lo conseguiré. Posiblemente se necesite un equipo más sofisticado que el que yo tengo. Cuando lo consiga, volveré a hablar del tema.

---

21. *Alternatif Bien-être*, boletín de medicina natural, n.º 186.

BIBLIOGRAFÍA

BECKER, ROBERT O.: *The Body Electric – Electromagnetism and the Foundation of Life.* Nueva York: William Morrow, 1985.

CANTY, L. M. y BARANOWSKI, S.: *Colloidal Silver – The Antibiotic Alternative.*

CLARK, HULDA R.: *The Cure for all Diseases.* San Diego: ProMotion Publishing, 1995.

COBURN, D. L. y DIGNAN, P. D.: *The Wonders of Colloidal Silver.* California: AA MICRO, 1997.

«Colloidal Preparations of Silver in Pharmacy», *British Medical Journal*, febrero de 1923. Artículo de J. Loeb.

CROOKS, H.: *Use of Colloids in Health and Disease.* Londres, Constable & Company Ltd., 1920.

DIKKERS, M.: *The Story of Trace Minerals.* Agotado. Se menciona en *The wonders of colloidal silver,* de Coburn & Dignan.

DUNCAN, M. A. y DENNIS, H. R.: «Microclusters», *Scientific American*, n.º 6, diciembre de 1989.

HARMAN, ROBERT J.: *Colloid Chemistry.* Boston, Houghton Mifflin Co., 1939.

METCALF, M.: *Colloidal Silver, Making the Safest and most Powerful Medicine on Earth for the price of Water.* Silver Protects. Oregon, Forest Grove, 2002.

—: *Banishing disease with three 9-volt batteries.* Perceptions Magazine, Vol II, No. 5. Nov./Dec. 1995, & 2.ª parte, Vol. III, No. 3 de mayo/junio 1996.

Silver Facts (boletín), The Silver Institute, Washington D. C. Microbiology Reviews, Vol. 27, Número 2-3, Junio 2003.

TOMPKINS, P. y BIRD, C.: *Secrets of the Soil.* Nueva York, Harper & Row, 1989.

WALLACH, J. D.: *Dead Doctors don't lie.* Grabación Fecha desconocida Mencionado en *The wonders of coloidal silver,* de Coburn & Dignan

ÍNDICE